Norbert Kalthoff
Morbus Hodgkin

Norbert Kalthoff

Morbus Hodgkin

Eine Krankengeschichte,
und wie ich damit fertig wurde

oder: Krebs heißt nicht sterben!

edition fischer
im
R. G. Fischer Verlag

CIP-Titelaufnahme der Deutschen Bibliothek

Kalthoff, Norbert:
Morbus Hodgkin : eine Krankengeschichte, und wie ich damit fertig wurde oder: Krebs heißt nicht sterben! / Norbert Kalthoff. – Frankfurt (Main) : R. G. Fischer, 1991
 (Edition Fischer)
 ISBN 3-89406-290-8

© 1991 by R. G. Fischer Verlag
Wilhelmshöher Straße 39, 6000 Frankfurt 60
Alle Rechte vorbehalten
Textservice Zink, Heiligkreuzsteinach
Schriftart: Helvetica 10˙ n
Umschlaggestaltung: Angelika Kalthoff
Herstellung: Druckerei Ernst Grässer, Karlsruhe
Printed in Germany
ISBN 3-89406-290-8

Gliederung

Vorwort		7
1.	*Die Erkrankung*	9
1.1	Symptome	10
1.2	Stationäre Aufnahme im Krankenhaus zur Abklärung der Krankheitssymptome	12
1.3	Die Kur	13
1.4	Erneute Krankenhauseinweisung	14
1.5	Die Operation	17
1.6	Diagnose	17
1.7	Schulmedizinische Behandlung	18
2.	*Alternativmedizin*	25
2.1	Stationäre Behandlung in der Eubios-Klinik	29
2.2	Onkologische Nachbehandlung im Gemeinschaftskrankenhaus Herdecke	32
2.2.1	Metastasen	32
2.3	Die Behandlung mit „Helixor P" – Mistel	33
2.4	Wieder in der Eubios-Klinik	34
2.5	Nachsorgekur in Bad Kreuznach	36
2.6	Wieder am Chiemsee	37
2.7	„Sonnenberg-Klinik" Bad Soden-Allendorf	39
2.8	Wieder in Felden am Chiemsee	40
3.	*Vom Umgang mit der Angst*	43
4.	*Ernährungsumstellung*	47
5.	*Sport in der Krebsnachsorge*	51
6.	*Schlußwort*	56

Vorwort

Ich habe mir extra lange Zeit gelassen, um diese Zeilen zu schreiben. Da ich aber der Meinung bin, daß Krebs nicht unbedingt als Todesurteil anzunehmen ist, habe ich mich entschlossen, meine Erfahrungen zu Papier zu bringen.

Diese Zeilen sind meiner Frau, meiner Familie und meinem väterlichen Freund, Prof. Dr. Julius Hackethal gewidmet. Ich glaube, daß ich ohne diesen Personenkreis nicht in der Lage gewesen wäre, meine Erkrankung durchzustehen.

Besonderer Dank gilt meiner Frau Angelika und Herrn Prof. Dr. Hackethal.

Meiner Frau, weil sie ohne Wenn und Aber die Behandlungsformen und Umstellungen akzeptiert hat und mir in der schlimmsten Zeit meines Lebens mit viel Liebe und Tröstungen zur Seite gestanden hat. Prof. Dr. Hackethal, weil er mich alternativ sehr erfolgreich behandelt hat.

1. Die Erkrankung

Eigentlich hatte der Beginn meiner Krankheit schon ca. 13 Jahre vor Diagnosestellung seinen Ursprung. Schon mit etwa 15 Jahren merkte ich, daß sich unterhalb des linken Leistenbandes eine linsengroße Verhärtung gebildet hatte. Niemals hatte ich daran gedacht, daß diese ,,Verhärtung" etwas bedeuten könnte. In den nächsten Jahren hatte ich fast keine Beschwerden, bis auf ein Brennen und Reißen in der linken Leiste. So mit 21 oder 22 Jahren habe ich dann gedacht, daß die Verhärtung nicht normal sei, bin aber nicht zu einem Arzt gegangen, um eventuell eine Klärung zu schaffen, wahrscheinlich aus Angst. 1983 habe ich geheiratet. Einige Monate nach meiner Hochzeit mußte ich mich wegen einer Phimose operieren lassen. Dem Operateur hatte ich den Lymphknoten in der Leiste gezeigt. Er meinte, daß dieser nichts zu bedeuten hätte und verordnete mir eine Salbe, da er davon ausging, daß die Lymphknotenschwellung wegen eines Fußpilzes entstanden sei. Ich war glücklich, da ich in den Monaten vorher schon etwas Schlimmeres angenommen hatte. In den nächsten Monaten hatte ich keinerlei Beschwerden mehr, ging meiner Arbeit nach und war sportlich aktiv.

1.1 Symptome

Etwa Mitte Mai 1984 wunderte ich mich sehr, daß ich teilweise nachts heftige Schweißausbrüche bekam. Manchmal mußte ich mich nachts zwei- bis dreimal umziehen, und auch das Bettzeug mußte gewechselt werden. Einen Monat zuvor waren wir noch in Jugoslawien gewesen und hatten dort einen Segeltörn durch die Elaphusen gemacht. Doch von einer Erkrankung spürte ich nichts.
Im September 1984 fuhren wir in Urlaub in die Alpen. Bis zu diesem Zeitpunkt lag mein Körpergewicht konstant bei 85 kg.

Schon während unseres Aufenthaltes in Österreich wunderte ich mich, daß ich etwa 10 Pfund an Gewicht verloren hatte, obwohl ich normal gegessen und auch sonst meine Kalorienzufuhr nicht eingeschränkt hatte.
Während des Urlaubs waren wir aber sehr viel gewandert, und so führte ich den Gewichtsverlust darauf zurück.
Nach einiger Zeit stellten sich dann die nächsten Symptome ein.
Als nächstes wunderten meine Frau und ich uns darüber, daß ich immer so abgeschlagen und lustlos war. Nichts konnte mich mehr interessieren. Am liebsten lag ich auf der Couch und döste.
Mein Appetit, der bis dahin immer gut gewesen war, ließ auch langsam nach, und bald mochte ich schon nichts mehr essen.
Mir war es auch unangenehm zu essen, weil ich dabei immer Schweißausbrüche bekam. Als dann im Oktober tägliches Fieber mein Begleiter wurde, bekam ich es doch mit der Angst zu tun und ging zu meinem Hausarzt (Allgemeinmediziner).
Mein Hausarzt kannte mich schon seit meiner Geburt. Da ich oft schon wegen fiebriger Erkältungen bei ihm in der Sprechstunde gewesen war, glaubte er auch jetzt, daß mich wieder einmal die Grippe erwischt hätte. Mit einem „gelben Urlaubsschein" ging ich wieder nach Hause, in der Hoffnung, daß es mir bald schon wieder besser gehen würde.
Nach einer Woche ging ich dann wieder arbeiten, ohne daß es mir eigentlich besser ging. Ich wollte meine Kollegen nicht so lange allein lassen, da wir zu dieser Zeit besonders viel Arbeit hatten. Schon bald aber merkte ich, daß mir das Arbeiten immer schwerer fiel. Die notwendige Konzentration war auch nicht mehr gegeben.
Acht Wochen später ging ich dann endlich zu einem Internisten. Als der Arzt mich sah, fiel er fast aus allen Wolken, weil ich so schlecht aussah. Als erstes schrieb er mich arbeitsunfähig und bestellte mich für den nächsten Morgen zur Blutentnahme. Zwei Tage später sollte ich zurückrufen.
Nach zwei Tagen rief ich also in der Praxis an und wurde sofort zur Rücksprache bestellt.
Mein Internist ging mit mir nochmals die Krankengeschichte durch und wurde hellhörig, als er von meinem Jugoslawienurlaub hörte. Er sprach von einer vermutlichen Viruserkrankung mit eventueller Beteiligung des Herzmuskels. Ein Gespräch mit

dem örtlichen Krankenhaus wurde geführt, und mit einer Einweisung ins Krankenhaus verließ ich wieder die Arztpraxis.

1.2 Stationäre Aufnahme im Krankenhaus

Schon zwei Tage später wurde ich im Krankenhaus stationär aufgenommen. Jetzt lagen zehn Tage vor mir, an denen viele Untersuchungen gemacht wurden, aber keine gesicherte Diagnose gestellt werden konnte.
Jeden Morgen wurde mir Blut entnommen. Die Blutproben wurden mehreren Instituten zugeleitet, um eine Viruserkrankung auszuschließen. Die Resultate der Blutuntersuchungen waren immer gleich. Alle Ergebnisse waren negativ. Alle Werte lagen in etwa im Normalbereich.
Verdächtig war nur, daß die alkalische Phosphatase zwischen 750 und 900 lag und alle Leberwerte erhöht waren. Die Blutsenkung lag immer im Normalbereich. Eine Herzmuskelentzündung konnte schon bald nach einem Belastungs-EKG ausgeschlossen werden. Festgestellt werden konnte aber, daß ich einen kirschkerngroßen Lymphknoten in der linken Leiste hatte und einige kleinere Lymphknoten in der Achsel. Bei der Ultraschalluntersuchung stellte sich nachher heraus, daß sowohl die Milz als auch die Leber vergrößert waren (Hepatosplenomegalie). Eine gesicherte Diagnose konnte aber immer noch nicht gestellt werden.
Auf Fragen meiner Frau an die Stationsärztin, was ich denn nun für eine Krankheit habe, wurde immer nur gesagt: „Frau Kalthoff, Ihr Mann ist sehr krank, aber wir wissen nicht, was er hat."
Nach etwa 14 Tagen im Krankenhaus, an denen mir nicht gesagt werden konnte, was ich eigentlich habe, ließ ich mich auf eigenen Wunsch und auf eigene Verantwortung entlassen.
Ich hielt es im Krankenhaus nicht mehr aus. Die Ärzte und das

Pflegepersonal schwiegen sich aus. Mir war es schon fast unheimlich.
Die Ungewißheit machte mich von Tag zu Tag nervöser, und so war mein eigenmächtiges Handeln, das Krankenhaus zu verlassen, nur die Konsequenz daraus.
Mitte Dezember bekam ich die Einberufung zum Kurantritt, da ich schon im August 1984 eine Erholungskur bei meinem Rentenversicherungsträger beantragt hatte.
Meiner Frau war ebenfalls eine Kur im gleichen Hause bewilligt worden. In der Hoffnung, daß der Kuraufenthalt eine Besserung meines Gesundheitszustandes bringen würde, haben wir dann den Jahreswechsel im Urlaub verlebt.
Aber auch dieser Urlaub war nicht sehr erholsam für mich, da die Symptome der Krankheit fortbestanden. Ich war zu krank, um wie gewohnt Urlaub machen zu können.

1.3 Die Kur

Immer noch ging es mir nicht besser. Nachtschweiß und Fieber begleiteten mich jeden Tag. Am 20. Januar 1985 fuhren wir dann endlich zur Kur. Mein Hausarzt hatte mir die Kur- und Reisebelastungsfähigkeit attestiert.
Zwischenzeitlich hatte ich schon fast 13 Kilo abgenommen. Jetzt hatte ich auch schon erste Hautreaktionen. Auf meinem rechten Bein hatten sich am Unterschenkel jede Menge kleine Bläschen gebildet.
Am 2. Tag in der Kurklinik wurde mir Blut entnommen, und die Aufnahmeuntersuchungen wurden vorgenommen.
Der Arzt verschrieb mir eine Salbe gegen den Juckreiz der Haut und wollte desweiteren die Blutergebnisse abwarten. Schon einen Tag später mußte ich nochmals Blut abgeben, damit die

Werte kontrolliert werden konnten. Am selben Abend wurden meine Frau und ich dann zum Chefarzt gebeten. Ohne großartig drumherum zu reden, sagte uns der Chefarzt, er vermute, daß bei mir eine bösartige Systemerkrankung vorläge. Gleichzeitig gab er uns zu verstehen, daß wir aus diesem Grunde die Kur nicht fortsetzen sollten und könnten, und daß ich mich *sofort* bei meinem Internisten wieder melden sollte, damit mich dieser wieder ins Krankenhaus einweisen könnte. Unsere Kur war somit schon am 3. Tag beendet. Am 4. Tag sind wir dann wieder nach Hause gefahren.

1.4 Erneute Krankenhauseinweisung

Endlich war zum ersten Mal ein Verdacht geäußert worden, daß bei mir eine bösartige Erkrankung vorliegen könnte. Die Wochen der Ungewißheit vorher waren bald nicht mehr zu ertragen gewesen. Arbeiten durfte ich ja nicht, da ich weiterhin arbeitsunfähig war, außerdem wäre ich dazu auch nicht in der Lage gewesen. In dieser Zeit hatte ich sehr viel Zeit zum Grübeln.
Einen Tag nach unserer Rückkehr von der Kur meldete ich mich wieder bei meinem Internisten. Der Internist hatte zwischenzeitlich den Entlassungsbericht des Krankenhauses, wo ich vor Jahreswechsel behandelt worden war, erhalten und macht mir Vorwürfe, weil ich das Krankenhaus auf eigenen Wunsch verlassen hatte.
Aus medizinischer Sicht waren die Vorwürfe vielleicht zu verstehen. Für mich aber war entscheidend, daß 14 Tage nicht ausgereicht hatten, um eine gesicherte Diagnose stellen zu können.
Im Entlassungsbericht der Kurklinik war als Diagnose angegeben: „Verdacht auf maligne Systemerkrankung". Der Internist setzte sich jetzt mit einer Spezialklinik in Essen in Verbindung

(Hämatologie). Vier Tage später wurde ich in der Fachabteilung dieses Krankenhauses aufgenommen. Der Krankenhausalltag konnte wieder seinen Lauf nehmen.
Blutentnahme: Leberwerte erhöht, alkalische Phosphatase bei 1000, ebenfalls viel zu hoch. Atypisch war aber, daß die Blutsenkung immer bestens war. Eine Ultraschalluntersuchung wurde ebenfalls gemacht, wobei man feststellte, daß sowohl die Leber als auch die Milz erheblich vergrößert waren.
Röntgenaufnahme der Lunge: o. B. (ohne Befund)
Sternalpunktion (Punktion von Knochenmark aus dem Sternum = Brustbein): o. B.
Leberpunktion: Im Krankenhaus histologisch untersucht, keine Anzeichen für eine Lymphomerkrankung. Das Punktat wurde aber auch noch vom Pathologen der Uniklinik untersucht, ebenfalls mit dem Befund, daß keine Anzeichen für eine Lymphomerkrankung sichtbar wären. Allenfalls ließe die histologische Untersuchung eine Vermutung eines Morbus Bang (schleichende, schwer erkennbare Infektionskrankheit, die durch Kühe (!) übertragen wird) zu.
Im Krankenhaus war jetzt guter Rat teuer. Da man einen Lymphknoten am Halsansatz fühlen konnte, entschloß man sich, den Knoten operativ zu entfernen. Zwei Tage später wurde in der Chirurgie des benachbarten Krankenhauses eine Lymphknoten-PE (Gewebsentname eines Lymphknotens) vorgenommen. Einen Tag später durfte ich dann erstmal wieder nach Hause.
Der Lymphknoten wurde histologisch untersucht. Auch jetzt konnte man noch keine Diagnose stellen, da auch der Pathologe wieder der Meinung war, daß keine eigenständige Lymphomerkrankung vorliegen könne und auch die Symptomatik atypisch wäre.
Als mir die Stationsärztin diesen Befund telefonisch durchgab, war ich erst einmal wieder beruhigt. Der Professor bestellte mich für 14 Tage später in seine Sprechstunde.
Am 06.03.85 fuhr ich dann zur Sprechstunde nach Essen-Werden. Die Krankheitssymptome waren immer noch nicht abgeklungen. Vorsichtshalber wurde jetzt nochmals eine Sonographie (Ultraschalluntersuchung) gemacht.
Auffällig war noch immer, daß die Leber und die Milz stark vergrößert waren. Die Vermutung einer Viruserkrankung wurde

auch jetzt wieder angestellt. Der Professor war ratlos. Vorgeschlagen wurde jetzt, daß ich bei mir eine Laparotomie-Operation, bei der die Bauchhöhle eröffnet wird, machen ließe. Die verschiedenartigsten chirurgischen Eingriffe könnten der Eröffnung der Bauchhöhle folgen. Hiermit war ich noch nicht einverstanden und konnte mit dem Professor folgenden Kompromiß schließen: Vier Wochen später sollte ich mich erneut vorstellen. Sollte weiterhin eine Hepatosplenomegalie (Leber- und Milzvergrößerung) vorliegen, dann müßte die Laparotomie gemacht werden. Wäre die Milz immer noch vergrößert, dann *müßte* diese entfernt werden (Splenektomie). Vier Wochen „Galgenfrist" lagen jetzt vor mir. Vier Wochen des Hoffens und Bangens.

Cathy

Seit dem 01.01.85 ging meine Frau nur noch halbtags arbeiten. Schon lange vorher hatten wir uns vorgenommen, daß wir uns, sobald meine Frau nur noch halbtags arbeiten würde, einen Hund kaufen würden. Einige Zwinger hatten wir schon besucht. Anfangs wollte ich immer einen Setter haben. Jetzt, da ich aber nicht mehr der Kräftigste war, sahen wir bei einem Dackelzüchter nach, ob dort Welpen zu verkaufen wären. Dabei faszinierte mich ein kleiner schwarzer Dackel. Ich glaube, das war Liebe auf den ersten Blick. Noch am gleichen Abend hatten wir ein neues Familienmitglied. Cathy hieß die Teckeldame. Dieser Hund hat mir in den folgenden Monaten soviel Liebe entgegengebracht, daß ich davon überzeugt bin, daß unsere Cathy ebenfalls wesentlichen Anteil an meiner Genesung hatte. Doch über Cathy werde ich in den folgenden Kapiteln noch mehrmals schreiben.

Endlich waren die Wochen des Wartens vorbei. Bei der ambulanten Visite konnte erneut festgestellt werden, daß Milz und Leber vergrößert waren. Es wurde ein Termin vereinbart, an dem ich mich zur Splenektomie (Milzentfernung) einfinden sollte.

1.5 Die Operation

Am 15.04.85 war es dann soweit. In der Chirurgie wurde ich für den Eingriff, der einen Tag später stattfinden sollte, vorbereitet. Am nächsten Tag, dem 16.05.85 wurde dann die Splenektomie (Entfernung der Milz) mit gleichzeitiger Laparoskopie (Betrachtung der Bauchhöhle und ihrer Organe) durchgeführt. Vor der Operation war noch ein Computertomogramm gemacht worden, wobei festgestellt wurde, daß eine massive Leber- und Milzvergrößerung vorlag, während der Magen durch die Milzvergrößerung verkleinert war. Vermehrt noduläre (knotige) Strukturen im Sinne von Lymphknotenvergrößerungen zwischen Aorta und Vene cava (obere und untere Hohlvene, die ins Herz münden) sowie vor dem linken und rechten Psoas (Lendenmuskel) unterhalb des Nierenstils wurden ebenfalls erkannt.

1.6 Diagnose

Der Operateur war sprachlos. Die entnommene Milz wog 2.600 Gramm (normal ca. 180 Gramm). Die bei der Laparotomie entnommenen Gewebeproben wurden dem Pathologen der Uniklinik Essen zur Begutachtung übersandt.
Ergebnis: Infiltration von Milz und Leber durch einen Morbus Hodgkin (Lymphdrüsenkrebs) vom lymphozytenreichen Subtyp, Lymphknoten-Infiltration am Milzhilus und an der Leberpforte.
Endlich wußte man, was ich hatte und konnte mich entsprechend behandeln. Das Ergebnis der pathologischen Untersuchung wurde mir zunächst noch für einige Tage verheimlicht. Die Chefärztin der Chirurgie wußte nämlich nicht, wie sie es mir beibringen sollte.

Erst als die Fäden der Operation entfernt wurden, teilte man mir auf die Schnelle mit, daß ich an einem Hodgkin erkrankt sei. Warum gibt es in den Krankenhäusern keine Psychologen? Wäre es nicht sehr wichtig gewesen, eine so gravierende Diagnose behutsam durch einen Psychologen mitzuteilen? Sicherlich sind die behandelnden Ärzte ratlos, wenn sie einem Patienten eine solche Mitteilung machen müssen, aber Fingerspitzengefühl und psychologische Grundkenntnisse sollten doch vorhanden sein!

Durch die Operation bildete sich bei mir ein massiver Aszites (Bauchwassersucht infolge Flüssigkeitsansammlung im freien Bauchraum. Diese Stauung ist meist die Folge einer Herzinsuffizienz, einer Leber- oder Nierenkrankheit). Schon während der Operation hatte der Operateur sehen können, daß die Pfortader der Leber gestaut war. Eine baldige Chemotherapie war jetzt angezeigt.

Ich merkte, daß es mir schlechter ging. Der Bauchumfang wurde immer größer. Es hatten sich inzwischen fast 10 Liter Wasser in meinem Bauch gesammelt. Nach der Operation hatte ich noch 7 kg abgenommen. Ich sah aus wie ein Knochengerüst, mit einem Bauch wie eine Schwangere im 9. Monat.

Jetzt begannen für mich die fünf schlimmsten Monate meines Lebens.

1.7 Schulmedizinische Behandlung

Sobald die Operationswunden einigermaßen verheilt waren, wurde ich wieder in die Hämatologie verlegt. Voller Ungeduld lag ich in meinem Krankenbett und wäre dankbar gewesen, wenn mir ein Arzt Mut zugesprochen hätte.

Fragen nach Prognosen wurden nicht beantwortet oder mit dem Satz abgetan: „Herr Kalthoff, ich habe jetzt keine Zeit, aber sobald es die Zeit zuläßt, werde ich zu Ihnen kommen und alles besprechen." Dabei sollte es auch bleiben. Es kam kein Arzt. Keiner wollte in den nächsten Tagen über meine Chancen reden. Zwischenzeitlich kam meine Frau immer wieder zu Besuch. Fast jedesmal brachte sie auch unseren Hund Cathy mit. Meine Schwiegermutter wartete dann mit Cathy im Krankenhauspark. Vom Fenster aus konnte ich unseren Hund aber sehen. Ich war sehr traurig, daß ich nicht bei ihr sein konnte, und daß ich nicht sehen konnte, wie unser Dackel zu einem Junghund heranwuchs.

Der Ärztestab war noch nicht zu einer Entscheidung gekommen, welches Behandlungsschema man anwenden könne. Chemotherapie war schon klar, eventuell sollte noch eine Strahlentherapie eingeschoben werden.

Das Bauchwasser machte mir sehr zu schaffen. Ich bat die Ärzte, die Flüssigkeit durch Punktion abzuziehen. Leider konnte man es aber nicht wagen, da angeblich zu viele lebenswichtige Substanzen dabei verlorengingen.

Beispielhaft werde ich jetzt im Folgenden einige Tage meiner Behandlung als Tagebuch beschreiben:

Montag, 06.05.85

Heute Sonografie des Unterbauches. Nochmals soll kontrolliert werden, ob nicht doch das Bauchwasser abgezogen werden kann. Die Organe sind vom Wasser umgeben.

Zur pathologischen Begutachtung wird eine große Menge Bauchwasser abgezogen. Es soll überprüft werden, ob im Bauchwasser ebenfalls Hodgkinzellen vorhanden sind.

Eine vollständige Punktion kann nicht riskiert werden. Am gleichen Tage erfahre ich, daß man am nächsten Tag mit der Chemotherapie beginnen will. Das Behandlungsschema wird mir in die Hand gedrückt, und ehe ich mich versehe, ist die Ärztin auch schon wieder verschwunden. Ich liege in meinem Bett und lese, daß man eine Chemotherapie nach dé Vita bei mir machen will. Ich habe aber keine Ahnung, was das zu bedeuten hat. Am späten Abend telefoniere ich noch mit meiner Frau und bitte, mir beim Besuch eine Mütze mitzubringen. Für mich bedeutete Chemotherapie, daß ich sofort alle Haare verlieren werde. Nachts kann ich nicht schlafen, da ich erstens nicht weiß, was auf mich zukommt und zweitens fürchterliche Angst vor dem nächsten Tag habe.

Dienstag, 07.05.85

Heute ist also mein großer Tag. Zum Frühstück bekomme ich schon keinen Bissen mehr hinunter. Ich bin vor Angst naßgeschwitzt. Endlich kommt die Ärztin und setzt die Infusionsnadel. Ich bekomme Vincristinsulfat und Uromitexan gespritzt. Anschließend wird die Infusionslösung Endoxan angehängt. Morgens habe ich schon Tabletten bekommen, nämlich Natulan und Prednison. Die Infusion läuft sehr langsam. Ich wundere mich, warum nach zwei Stunden noch keine Übelkeit aufgetreten ist. Im stillen denke ich: „Ach, ist ja gar nicht so schlimm, wie ich gedacht habe."
Zwischenzeitlich kommt meine Frau zu Besuch. Gegen 16.00 Uhr kann endlich die Nadel wieder entfernt werden. Damit die Blase nicht angegriffen wird, bekomme ich nochmals Uromitexan gespritzt. Ich kann wieder mein Bett verlassen und gehe ins Bad, damit meine Frau mich duschen kann. Gegen Abend kommt dann doch die Übelkeit, und ich bin voller innerer Unruhe. Diese Unruhe kann man nicht beschreiben, aber sie ist fürchterlich (später berichte ich nochmals darüber). Ich habe nichts mehr gegessen. Heute durch die Therapie 1 kg an Gewicht verloren. Die ganze Nacht kein Auge zugemacht. „Angst."

Mittwoch, 08.05.85

8.00 Uhr aufgestanden. Waage: 77,8 kg,
Bauchumfang: 106 cm. Ich sehe aus wie ein Biafrakind: Total abgemagert, aber mit einem dicken Wasserbauch. Bei der Visite wird entschieden, daß ich ab sofort nur noch salzlose Kost bekomme, außerdem darf ich täglich nur noch insgesamt 1 Liter Flüssigkeit zu mir nehmen. Flüssigkeitseinnahme und Ausscheidung muß ich genauestens protokollieren. Ab sofort soll ich

auch noch zu den Medikamenten Entwässerungstabletten (Diuretika) einnehmen. Gegen Abend bekomme ich noch eine Infusion mit Vitamin B.

Donnerstag, 09.05.85

Blutdruck: 115/75, Puls: 104, Gewicht: 76,9 kg.
Mir geht es hundeelend. Ich glaube, daß ich durch den Aszites keine Luft mehr bekomme. Ich habe Atembeschwerden. Mein Kreislauf fängt an, verrückt zu spielen. Das Pflegepersonal versucht, mich zu beruhigen. Schwester Ulrike sitzt, obwohl sie schon Feierabend hätte, immer noch an meinem Bett und hält mir die Hand. Selbst eine Valiumspritze läßt mich nicht ruhiger werden. Mein Herz rast. Vorsichtshalber wird ein EKG gemacht. Noch zweimal muß in der Nacht der Notarzt nach mir sehen.

Freitag, 10.05.85

Heute geht es mir schon etwas besser. Ich mache mir sehr viele Gedanken, wie es wohl weitergehen wird. Das Essen ist scheußlich. Salzlos und Krankenhauskost, das ist einfach nichts für mich. Heute war ich zum ersten Mal wieder an der Luft. Mein Gott, ist es schön, wieder den Tag zu spüren und die Menschen zu sehen und die Vögel zwitschern zu hören! Langsam aber sicher denke ich daran, daß ich gerne für ein paar Tage nach Hause möchte. Ich freue mich auf den Nachmittag, denn dann kommt meine Frau zu Besuch. Dann kann ich auch mal wieder duschen. Allein traue ich mich noch nicht unter die Dusche, und von der Schwester will ich mich nicht waschen lassen. Meine Frau ist endlich gekommen. Auch Cathy ist wieder dabei. Wie sie in den letzten Wochen doch gewachsen ist!

Samstag, 11.05.85

Wieder habe ich sehr schlecht geschlafen. Bereits um 4.45 Uhr bin ich aufgestanden und habe mich gewaschen. Die Tabletten der Chemotherapie machen mich tagsüber so müde, aber nachts kann ich nicht schlafen, und wenn, dann nur mit Schlaftabletten. Ich freue mich riesig, daß mich heute meine Frau wieder besuchen kommt. Sie war mir in den letzten Wochen eine große Stütze. Wenn es meine Frau nicht gegeben hätte, so wäre ich bestimmt schon auf den Gedanken gekommen, mir das Leben zu nehmen.
Bei der heutigen Visite wieder nichts Neues erfahren. Der Chefarzt der Inneren ist zu eingebildet, um Fragen zu beantworten, und die Stationsärztin hat nie Zeit oder will sich die Zeit nicht nehmen.
Obwohl die Station überwiegend mit Schwerstkranken belegt ist, haben wenigstens die Stationsschwester Ulrike und der Oberpfleger Rainer immer ein offenes Ohr. So manche Stunde haben bisher die beiden, wenn es mir sehr schlecht ging, an meinem Bett gesessen und mir Trost zugesprochen. Ich glaube, daß die Situation in allen Krankenhäusern gleich ist. Zuwenig Pflegepersonal auf den Stationen, um eine menschliche Pflege zu gewährleisten. Aber es gibt auch ein Krankenhaus in Deutschland, wo es anders ist (dazu später mehr im Kapitel Alternativmedizin).
Mein Bauch wird immer dicker. Hoffentlich wird durch die Chemo die Pfortader in der Leber wieder durchgängig, damit die Flüssigkeit wieder abgeht!

Sonntag, 12.05.85

Nichts Neues. Bei der Visite habe ich anklingen lassen, daß ich mal für ein paar Tage nach Hause möchte. Leider wird vorerst nichts daraus, weil der Aszites erst zurückgehen muß. Ansonsten Besuch von den Verwandten. Es geht mir körperlich, aber auch seelisch sehr schlecht.
Die nächsten Tage – ca. 150 Tage – verlaufen in etwa alle gleich.
Es gibt Tage, an denen es mir bestens geht, und dann wieder

geht es mir sehr schlecht. Nach dem 3. Zyklus der Therapie habe ich endlich meinen Wasserbauch verloren. Das Wasser geht jetzt alle 10 Minuten weg und das drei Tage lang, Tag und Nacht. Die Blase hat sich zwischenzeitlich entzündet. Meistens muß ich jetzt beim Wasserlassen vor Schmerz in den Arm beißen.

Durch die Therapie hat sich die Blase entzündet, der Magen tut weh, und meine Psyche ist am Endpunkt. Ich frage mich, wie es in Zukunft weitergehen soll. Ist dieses Leben noch lebenswert?

Ich muß jetzt alle 14 Tage in die Klinik. Morgens werde ich mit dem Taxi abgeholt, und am Spätnachmittag werde ich wieder nach Hause gebracht.

Jedesmal, wenn ich stationär aufgenommen werde, veranlaßt die Stationsärztin, daß bei mir alle Untersuchungen des Krankenhausalltags durchgeführt werden.

Mit den Blutuntersuchungen bin ich immer einverstanden, aber als man mich zum 8. Mal innerhalb eines Vierteljahres zum Röntgen der Lunge schicken will, streike ich.

Nach einem längeren Gespräch mit der Stationsärztin bin ich jetzt erstmal vom Röntgen erlöst. Von jetzt an werden nur noch Blutuntersuchungen und Sonografien gemacht. Langsam aber sicher werde ich als Patient immer kritischer.

Zwischen den einzelnen Zyklen werde ich immer von meinem Internisten mitbehandelt.

Zwischenzeitlich bin ich beim 6. Zyklus der Therapie. Es sind keine Lymphome mehr tastbar. Ich habe einen Urlaub in Oberbayern gebucht, um mich ein wenig zu erholen. Die Stationsärztin hat mir 3 Wochen Therapiepause eingeräumt, anschließend soll eine Kontrolle gemacht werden, und sicherheitshalber sollen noch 6 Zyklen Chemotherapie und eine Strahlentherapie drangehängt werden. Mit dem Gefühl, daß ich weiß, was mich nach drei Wochen wieder erwartet, fahre ich dann in Urlaub.

Dieses war allerdings mein letzter schulmedizinischer Krankenhausaufenthalt, nur wußte ich es damals noch nicht.

2. Alternativmedizin

Endlich in Oberbayern angekommen. Ich freute mich auf die nächsten drei Wochen mit meiner Frau und unsrem Hund in den Alpen. Der Chiemgau war uns in den letzten Jahren Zuflucht und fast schon zur Heimat geworden. Schon lange hatten wir unsere Liebe für dieses schöne Fleckchen Erde erkannt. Mittlerweile war es Anfang Oktober 1985. Als ob es das Schicksal gut mit uns meinte: wir haben unseren schönsten Urlaub hier verlebt. Das Wetter war wunderschön, fast Sommertemperaturen. In der ersten Woche wanderten wir sehr viel. Der Urlaub tat mir gut. Ich merkte, wie es mir von Tag zu Tag besser ging. Endlich hatte ich wieder richtigen Appetit.

Bei einer unserer ausgiebigen Wanderungen in der Bergwelt fiel mir ein, daß doch irgendwo in der Nähe die Klinik des Herrn Prof. Hackethal sein müßte. Schon am gleichen Nachmittag bekam ich heraus, daß Herr Prof. Hackethal seine Eubios-Klinik in Felden am Chiemsee unterhielt. In den letzten Wochen war ich immer mehr zu dem Entschluß gekommen, daß ich mich nicht mehr länger chemotherapeutisch behandeln lassen wollte. Die vergangenen Monate hatten mir gezeigt, daß der Zustand, in dem ich mich befunden hatte, nicht mehr lebenswert war. Auch meine Frau war mit meinem Entschluß, mich von Prof. Hackethal untersuchen zu lassen und seinen Rat zu hören, einverstanden.

Ich rief in der Eubios-Klinik an, und schon für eine Woche später hatte ich einen Untersuchungstermin.

Die Tage bis zu diesem Termin vergingen wie im Fluge. Zwischendurch mußte ich immer wieder bei einem Arzt in Unterwössen meine Blutwerte kontrollieren lassen. Mein Hausarzt hatte mir vor unserer Reise noch Blut abgenommen. Als er feststellte, daß die Leukozyten nur noch bei 800 lagen, waren wir schon längst in Urlaub. Vorher hatte ich aber die Anschrift des behandelnden Arztes am Urlaubsort in der Arztpraxis hinterlassen.

Der Internist hatte sich schon längst mit dem Arzt in Verbindung gesetzt. Nach einer Woche lagen die Leukozyten aber schon wieder bei 2.500, und es bestand keine akute Gefahr mehr.

Endlich war es soweit. Ich fuhr nach Bernau-Felden, um mich in der Eubios-Klinik vorzustellen. Ich hatte ein normales Krankenhaus erwartet. Zunächst war ich mir nicht sicher, ob ich auch die richtige Adresse aufgesucht hatte. Vor mir stand ein sehr schö-

nes Haus im oberbayerischen Stil. Die Geranien wuchsen von den Balkonen, und alles sah so lieblich aus.
Das Haus hatte eine traumhafte Lage direkt am Chiemsee. Ich betrat das Haus und traute meinen Augen nicht. Ein 4-Sterne-Hotel hätte nicht besser ausgestattet sein können. Dicke Teppiche, kostbare Möbel und Bilder schmückten das Innere der Eubios-Klinik.
Auf dem Weg zum Arztsekretariat begegnete ich einigen Patienten. Alle machten einen glücklichen und zufriedenen Eindruck. Ich fragte mich, ob ich mich vielleicht auch hier behandeln lassen könnte? Im Arztsekretariat bekam ich einen Arzt zugeteilt. Mein Arzt war ein sportlicher und netter Typ. Dr. PMS ließ sich von mir die Arztberichte aushändigen und studierte die Vorgeschichte.
Ich erklärte dem Arzt, daß ich mich nicht weiter schulmedizinisch behandeln lassen wollte und auch keine schmerzhaften Untersuchungen mehr über mich ergehen lassen könnte, außerdem wollte ich endlich Klarheit über eine weitere Behandlung. Anschließend wurde ich von Dr. PMS untersucht.
Untersuchungsbefund: Reduzierter Allgemein-, Ernährungs- und Kräftezustand.
Herz/Lunge: schnelle Herzschlagfolge, regelmäßig, keine abnormen Geräusche. Normales Atemgeräusch über beide Lungen.
Leib: Leber gerade tastbar. Multiple reizlose Narben der Bauchhaut, teilweise Keloidbildung (gutartiges wulstartiges Narbengewebe).
Lymphknotenstatus: Linke Leiste bohnengroßes Lymphom. Sonst unauffällig.
Ich wunderte mich, daß der Arzt soviel Zeit für mich hatte. Es kam ein nettes sachliches Gespräch auf. Dr. PMS war sehr einfühlsam und erklärte mir, daß er meine Krankengeschichte mit Prof. Hackethal durchsprechen werde und mich zu diesem Gespräch ebenfalls hereinholen würde. Vor dem Arztzimmer wartete ich darauf, daß der Professor endlich kam. Ich war sehr nervös. Meine Hände waren schweißnaß.
Endlich kam Prof. Hackethal. Es dauerte ein paar Minuten, bis auch ich hereingerufen wurde. Ich erwartete einen versnobten Chefarzt, so wie ich es von der Klinik in Essen gewohnt war.

Aber Herr Prof. Hackethal war ganz anders. Auch war er sehr einfühlsam und behandelte mich wie einen normalen Gesprächspartner. Kein Medizinerlatein erwartete mich, sondern ein sachliches und für mich verständliches Gespräch über das Ergebnis unserer Unterhaltung. Schnell hatten die Ärzte (Dr. PMS und Prof. JUH) gemerkt, daß auch mein Seelenleben einen Knacks bekommen hatte.

Prof. JUH schlug damals vor, die geplanten Untersuchungen in Essen nicht mehr vornehmen zu lassen, da diese für den weiteren Krankheitsverlauf keinerlei Konsequenzen hätten. Auch von einer weiteren Chemotherapie sollte zum damaligen Zeitpunkt erst einmal Abstand genommen werden. Weiterhin wurde mir vorgeschlagen, eine 3-wöchige intensive Behandlung im Eubios-Zentrum am Chiemsee durchführen zu lassen, und dies möglichst bald.

Noch am gleichen Abend setzte ich mich mit meiner Krankenkasse in Verbindung, um zu erfahren, in welcher Höhe sie sich an den Kosten der Eubios-Klinik beteiligen würde. Bei der Eubios-Klinik hatte ich schon mein Erscheinen zur stationären Behandlung zugesagt.

Zur Zeit war noch kein Bett frei, aber Anfang November war mit der Aufnahme zu rechnen. Ich war zufrieden, da ich mich nicht mehr weiter in Essen behandeln lassen mußte. Meine Angehörigen (außer meiner Frau) standen der alternativen Behandlung zunächst skeptisch gegenüber. Mir sollte das aber egal sein.

Noch 10 herrliche Urlaubstage verlebten wir jetzt im Chiemgau. Meine Depressionen waren wie verflogen. Komisch, schon jetzt freute ich mich auf die Behandlung in der Eubios-Klinik!

Zu Hause setzte ich mich erneut mit der Krankenkasse wegen der Kostenregelung in Verbindung. Zunächst lehnte die Krankenkasse eine Kostenübernahme ab. Nach mehrfachen persönlichen Gesprächen in der Geschäftsstelle konnte aber ein Erfolg verzeichnet werden. Die Krankenkasse beteiligte sich mit dem Kostenersatz des Kreiskrankenhauses Prien (später wurden sogar die Kosten der Uni-Klinik Essen zugesagt).

2.1 Stationäre Behandlung in der Eubios-Klinik

Endlich kam die Terminzusage der Eubios-Klinik. Am 08. November 1985 war es dann soweit. Mit dem Nachtzug fuhr ich nach Prien, um am 09. November in der Klinik von Prof. Hackethal aufgenommen zu werden.

Als ich in der Klinik angekommen war, wurde ich sehr freundlich empfangen und auf mein Zimmer begleitet. Ich war sprachlos, daß ich ein so herrliches Zimmer beziehen durfte. Es war mit allem Komfort ausgestattet, wie Telefon, Radio und Fernsehen. Auch ein großes Bad mit der Möglichkeit, Kneipp'sche Anwendungen durchzuführen, standen mir zur Verfügung.

Abends war Abendessen bei Kerzenlicht und mit erlesenem Porzellan im Speiseraum, der im oberbayerischen Stil gehalten war. Meine Tischnachbarn waren sehr nett, und bald schon fühlte ich mich sehr wohl.

Bei der Aufnahmeuntersuchung hatte mir der behandelnde Arzt (Dr. PMS) Vollwertkost (vegetarisch) verordnet.

Die nächsten drei Wochen mußte ich mich an fleischloses Essen gewöhnen.

Bis dato war ich immer der Meinung, daß zu einem Mittagessen ein Stück Fleisch gehörte. In der Klinik in Essen bekam man ja auch immer Fleisch, und vor allen Dingen jede Menge Schweinefleisch.

Ich mußte mich total umstellen und machte mir auch endlich Gedanken über meine bisherige Ernährungsweise. Schon jetzt wurde mir klar, daß ich meine Ernährung zu Hause auf fleischlose Vollwertkost umstellen würde. Sofort kaufte ich zwei Kochbücher über Vollwertkost und nahm an einem Referat des Chefkochs teil.

Die stationäre Behandlung in der Eubios-Klinik tat mir sehr gut. Die Therapie sah folgendermaßen aus:
1. Misteltabletten 3 x 1, Magnesium-Tabl. 2 x 1, Carnivora-Tropfen 3 x 30
2. Ozon-Eigenblutbehandlung
3. BCG-Immunstimulations-Impfung
4. Fiebertherapie mit Vaccineurin und Echinacin (wegen heftiger Reaktionen Absetzen von Vaccineurin)

5. Peridural-Heilanästhesie im Segment Th 7/8
6. Wobe-Mugos 2 x 6 Dragees
7. Ultrarot-Bestrahlung
8. Sauerstoff-Hyperventilation
9. Behandlung mit Thymus-Milz-Frischextrakt

Die Behandlung wurde von mir gut vertragen, bis auf die Injektionen mit Vaccineurin. Alle Ärzte und auch das Pflegepersonal waren sehr freundlich und hilfsbereit.
Herr Professor Hackethal hatte immer ein offenes Ohr für mich und war zu jeder Zeit ansprechbar.
Ich war erstaunt, da ich es gewohnt war, daß die Chefärzte immer ein Verhalten an den Tag legten, als kämen sie direkt hinter dem lieben Gott. Mir war es absolut unklar, warum dieser tolle Arzt von seinen Kollegen so gemieden wurde; von seinen Patienten wurde er geliebt und voll anerkannt.
Wenn ich jetzt in der Klinik einmal ein seelisches Tief hatte, wurde ich immer wieder seelisch aufgebaut.
Herr Prof. JUH verstand es auch, den Menschen einmal in den Arm zu nehmen und zu trösten. Dafür möchte ich mich besonders bei JUH bedanken.
Kritik war immer zugelassen. Er hatte dafür extra einen Kummerkasten geschaffen.
In der Klinik lernte ich wieder zu lachen. Das Verhältnis Patient/Patient war ebenfalls wunderbar. Man ging mit viel Einfühlungsvermögen miteinander um. Nach zwei Wochen hatte ich bereits 5 kg an Gewicht zugenommen, am Ende der Behandlung waren es sogar 8 kg. Mir hat die Zeit in der Klinik sehr gut gefallen. Es war, abgesehen von den Behandlungen, wie ein schöner Urlaub. Jetzt aber freute ich mich, daß ich erst einmal wieder nach Hause fahren durfte. Mit vielen Empfehlungen für die weitere Behandlung, einem Therapieplan und der Terminzusage für meine nächste stationäre Behandlung wurde ich entlassen.
Während der stationären Behandlung waren meine Laborwerte um einiges besser geworden. Ich fühlte mich schon wieder etwas leistungsfähiger. Im Dezember fuhr ich dann zur Rehabilitationskur nach Isny, wo ich für eine weitere Erwerbstätigkeit aufgebaut werden sollte.
Diese vier Wochen waren auch schnell wieder um. Am 28.01.86 nahm ich meinen Dienst wieder auf. Mit meinem Arbeitgeber

hatte ich mich dahingehend geeinigt, daß ich zunächst nur halbtags arbeiten würde. Dieser Arbeitsversuch sollte für die Dauer eines Jahres gelten.

Schon nach wenigen Wochen merkte ich aber, daß mir das Arbeiten sehr schwer fiel. Am schlimmsten war das tägliche Pendeln zwischen Oberhausen und Düsseldorf. Mit dem Auto stand man ca. 2 Stunden im Stau. Fuhr ich mit der Bundesbahn, dann mußte ich meistens wie eine Ölsardine gequetscht auf dem Gang stehen.

In der Zwischenzeit wurden die Laborwerte regelmäßig beim Hausarzt kontrolliert. Bemerkenswert war aber die Tatsache, daß jetzt bei Erwerbstätigkeit die Laborwerte und insbesondere die alkalische Phosphatase signifikant angestiegen waren. Zwischenzeitlich hatte ich meinen Hausarzt gewechselt. Ich ließ mich nicht weiter vom Internisten behandeln, sondern hatte mir einen naturheilkundlich orientierten Allgemeinmediziner gesucht.

Erwähnenswert wäre noch, daß mir der Internist nur noch eine kurze Lebenserwartung mit auf den Weg gegeben hatte, falls ich mich in Zukunft alternativ und nicht schulmedizinisch behandeln lassen wollte. Allein schon diese Aussage hat mich umsomehr bestärkt, mich in der nächsten Zeit nur noch alternativ-medizinisch behandeln zu lassen.

Wie schon erwähnt, waren die Leberwerte drastisch angestiegen. Mein behandelnder Arzt reagierte darauf aber Gott sei Dank gelassen. Manchmal dachten wir daran, daß ich vielleicht wieder arbeitsunfähig zu Hause bleiben sollte. Einerseits fiel mir das Arbeiten schwer, aber andererseits brachte mich meine Beschäftigung auch auf andere Gedanken. Da ich ja in onkologischer Nachsorge (Krebsnachsorge) bleiben mußte, hatte ich mich entschlossen, die weiteren Kontrolluntersuchungen im Gemeinschaftskrankenhaus in Herdecke (anthroposophisch) vornehmen zu lassen.

Anfang April 1986 hatte ich meinen ersten Termin in dieser Klinik. Die Laborwerte und die letzten Arztbriefe nahm ich mit.

2.2 Onkologische Nachbehandlung im Gemeinschaftskrankenhaus Herdecke

Auch dieses Krankenhaus hob sich von den normalen Krankenhäusern ab. Alles war in ansprechenden Farben gestrichen. Viel Kiefernholz und Pflanzen zierten die Flure. Die behandelnde Ärztin in der onkologischen Ambulanz war sehr freundlich und hatte sehr viel Zeit!!!
Nach einer eingehenden Untersuchung wurde ich zur Sonografie (Ultraschalluntersuchung) überwiesen. Der Befund war o. B. Anschließend wurde ich in die Röntgenabteilung verwiesen. Dort wurden zwei Aufnahmen meiner Lunge gemacht.
Der Befund war niederschmetternd und machte uns zunächst sehr ängstlich.

2.2.1 Metastasen

Pulmonale Rundherde mit einem Durchmesser von bis zu 2 cm in beiden Lungen, bei bekanntem Morbus Hodgkin IV b. Die Ärztin erklärte mir den Befund und glaubte, daß es sich um sogenannte Metastasen handelte, die jetzt unbedingt behandelt werden müßten.
Ich war total niedergeschlagen. Meine Frau, die ebenfalls mitgekommen war, versuchte mich aber wieder „aufzumöbeln". Ich merkte aber, daß auch sie ziemlich niedergeschlagen war.

2.3 Die Behandlung mit Helixor P

Die Ärztin schlug mir eine Misteltherapie vor. Diese Therapie konnte unter Aufsicht meines Arztes gemacht werden. Wichtig war aber, daß ich während der Behandlung mit diesem Präparat laufend ärztlich überwacht wurde. Nach einem Vierteljahr sollte eine Verlaufskontrolle gemacht werden. Sollten die Metastasen weiterhin sichtbar sein, so müßte ich stationär behandelt werden. Zwischenzeitlich war mein Arzt in Ruhestand gegangen, und eine junge Ärztin übernahm die weitere Behandlung. Ich war sehr froh, daß auch die Ärztin die bisherige Behandlung akzeptierte und nicht versuchte, mich wieder auf eine schulmedizinische Behandlung umzustimmen, was sie aber bei mir nicht geschafft hätte.
Drei Wochen lang mußte ich jetzt jeden Morgen zur Ärztin zum Spritzen des Mistelpräparats (auch am Wochenende). In der ersten Zeit kam es zu einem leichten Anstieg der Körpertemperatur. Um die Einstichstelle herum zeigten sich allergische Reaktionen. Im großen und ganzen wurde die Behandlung aber gut von mir vertragen.
Nach drei Wochen durfte ich mich dann nach einem festen Therapieplan selbst spritzen. Anfangs mußte meine Frau noch das Spritzen übernehmen, da es mir sehr schwer gefallen wäre, mir selbst die Spritze ins Bein zu stechen. In der Zwischenzeit hatte ich wieder mein altes Gewicht von 83 kg erreicht und mußte schon wieder aufpassen, daß ich nicht zu dick wurde.
Die nächsten Wochen waren psychisch sehr anstrengend. Immer wieder mußte ich an die Diagnose „Metastasen" denken. Außerdem waren in der Zwischenzeit schon einige an der gleichen Krankheit Erkrankte, mir bekannte Personen gestorben. Ich hoffte, daß ich mich richtig entschieden hatte, mich nur noch alternativ behandeln zu lassen. Die nächsten Wochen mußten zeigen, ob ich auf dem richtigen Weg war. Zwischendurch hatte ich mich wieder bei Herrn Prof. Hackethal in der Eubios-Klinik angemeldet. Ein paar Tage später schon erhielt ich die Terminzusage für den 24. Mai 1986.

2.4 Wieder in der Eubios-Klinik

Mit gemischten Gefühlen reiste ich am 24.05.86 zum Chiemsee. Einerseits freute ich mich auf den „Kururlaub", aber andererseits hatte ich auch Angst vor den Untersuchungsergebnissen.
Schon bei der Aufnahmeuntersuchung sagte ich dem Arzt, daß im Krankenhaus in Herdecke „pulmonale Rundherde" in beiden Lungen festgestellt worden wären. Der behandelnde Arzt (Frau Dr. HEG) sagte mir, daß sie diesen Diagnoseverdacht mit Prof. Hackethal absprechen und nochmals kontrollieren wolle.
Am nächsten Morgen schon wurden zwei weitere Aufnahmen der Lunge gemacht. Herr Prof. Hackethal war aber erstaunt darüber, daß er keine Rundherde entdecken konnte. Die Lunge war „clean" (rein). Sofort setzte sich Herr Prof. Hackethal mit dem Gemeinschaftskrankenhaus in Herdecke in Verbindung und sprach den Befund mit den dortigen Ärzten ab. Man möge ihm aber bitte die dort gemachten Röntgenaufnahmen übersenden. Zwei Tage später waren die Aufnahmen in der Eubios-Klinik. Vorsichtshalber hatte der Professor nochmals zwei Aufnahmen im gleichen Härtegrad aufnehmen lassen. Aber auch jetzt waren keine Rundherde mehr zu erkennen.
Keiner konnte sich vorstellen, wie mir der sogenannte „Stein" vom Herzen fiel. In der Zwischenzeit wurde bei mir die gleiche Therapie wie bei meinem ersten stationären Aufenthalt durchgeführt.
Bald schon war die Zeit wieder vorbei, und ich wurde mit einem guten Entlassungsbefund wieder nach Hause geschickt. Dieser Befund liest sich wie folgt:
Patient in sehr gutem Allgemein-, Ernährungs- und Kräftezustand.
Herz und Lunge ohne wesentlichen abnormen Befund.
Eine Lungenmetastasierung konnte hier nicht bestätigt werden.
Leib: Reizlose Narben nach Milzentfernung,
Leber: am Rippenbogen tastbar, sonst keine tastbaren Verhärtungen im gesamten Bauchraum.
Lymphknotenstatus: Unauffällig.
Bewegungsapparat: ohne wesentlichen abnormen Befund.
Glücklich war ich, daß meine Lunge wieder o.k. war. Keiner

wußte, was jetzt letztlich ausschlaggebend gewesen war, daß die Metastasierung wieder verschwand. War es die Misteltherapie oder war es gar zu einer Spontanheilung gekommen?
Gleich nach der stationären Behandlung in der Eubios-Klinik trat ich mit meiner Frau und unserer Cathy einen Urlaub in Österreich an. Meine Frau holte mich in der Klinik ab, und wir fuhren weiter. Es sollte sich wieder ein schöner Urlaub daran anschliessen. Wieder verlebten wir drei herrliche Wochen in den Alpen. Noch vor einem halben Jahr hatte ich gedacht, daß ich nie wieder auf die Berge und Almen steigen könne, und jetzt war ich schon wieder fit und fidel. Zwischenzeitlich hatte ich auch schon wieder volles Haar, und man sah mir meine schlimme Erkrankung und den ,,chemischen Giftkrieg" nicht mehr an.
Zu Hause ging ich wieder meiner halbtägigen Beschäftigung nach. Aber ich mußte auch jetzt nach der Rekonvaleszens feststellen, daß mir das Arbeiten immer noch sehr zu schaffen machte. Dazu muß ich noch erwähnen, daß ich jetzt einen Vorgesetzten hatte, der mir das Leben so schwer wie eben möglich machte. Er konnte auch nicht verstehen, warum die Behördenleitung mir die halbtägige Beschäftigung gestattete. Wann immer es ihm möglich war, warf er mir einen ,,Stein in den Weg".
Jetzt machte ich mir zum ersten Mal Gedanken darüber, ob ich nicht vielleicht einen Rentenantrag stellen sollte.
Ich ging gerne arbeiten, aber unter den derzeitigen Bedingungen machte es mir keinen Spaß mehr.
Aus sozialmedizinischer Sicht war ich ja eigentlich auch erwerbsunfähig. Auch das Versorgungsamt hatte einen GdB von 100% attestiert.
Vor der Aufnahme in die Eubios-Klinik hatte ich einen Nachsorgekurantrag gestellt. Endlich bekam ich meine Einberufung zur Kur für den 21. September 1986.
Der 20. September 1986 sollte vorerst der letzte Arbeitstag für mich werden.

2.5 Nachsorgekur in Bad Kreuznach

In Bad Kreuznach erwartete mich eine sehr schöne Kurklinik. Ich hatte ein wunderschönes Zimmer mit Blick in das Nahetal. Die Aufnahmeuntersuchung hatte keine Anzeichen für ein Fortschreiten der Erkrankung gezeigt. Mir wurden Massagen verordnet und Kneipp'sche Güsse, ansonsten sollte ich wandern, wandern, wandern.
Freiwillig nahm ich am autogenen Training teil und hatte sechs Einzelgespräche bei der Diplom-Psychologin. Bis zu diesem Zeitpunkt war ich immer der Meinung gewesen, daß ich einen Psychologen nicht aufzusuchen brauchte. Jetzt aber hatte ich gemerkt, wie wichtig diese Einzelgespräche für mich waren. Die psychologische Behandlung hatte dazu beigetragen, daß ich viel ruhiger wurde, und daß ich wieder richtig schlafen konnte.
Bei einer Chefarztvisite wurde ich nach meiner bisherigen Behandlung gefragt. Auf Prof. Hackethal reagierte der Chefarzt, wie nicht anders zu erwarten, sehr frostig. Seinen Ärzten erklärte er, daß es sich bei mir wohl um eine sogenannte ,,Spontanheilung" bzw. ,,Vollremission" handeln würde. Die Alternativ-Behandlung sei aber dafür mit Sicherheit nicht verantwortlich. Die sechs Zyklen Chemo wären wohl einzig und allein ausschlaggebend gewesen. Ich protestierte, aber der Chefarzt wollte sich überhaupt nicht darauf einlassen. Im stillen dachte ich mir nur: ,,Ihr blöden Hunde".
Die Laborparameter waren rückläufig. Die Oberärztin Frau Dr. Sch. machte bei mir eine Abschlußuntersuchung und empfahl mir, bei meinem Rentenversicherungsträger die Erwerbsunfähigkeitsrente zu beantragen. Als arbeitsunfähig wurde ich entlassen.

2.6 Wieder am Chiemsee

Immer mehr machte ich mich jetzt mit dem Gedanken vertraut, für einige Zeit als Rentner zu Hause zu bleiben. Meinem Arbeitgeber hatte ich mitgeteilt, daß ich in der nächsten Zeit wohl nicht wiederkommen würde. Wieder vergingen die Wochen wie im Fluge. Jeden Tag ging ich mehrmals zum Briefkasten, denn ich wartete auf meinen Rentenbescheid. Anfang Januar 1987 ging er endlich bei mir ein.
Ich war zunächst einmal bis zum 30.06.88 Erwerbsunfähigkeitsrentner. Ich freute mich auf die Freizeit und die Möglichkeit, in der nächsten Zeit etwas für mich tun zu können.
Anfang Januar 1987 fuhr ich auch wieder zur Kontrolle zu Herrn Prof. JUH an den Chiemsee. Diesmal mußte ich zur Auffrischungstherapie nur eine Woche in der Klinik bleiben. Es war Winter. Die Untersuchungen ergaben nach wie vor keine Anzeichen für ein Fortschreiten des Morbus-Hodgkin. JUH war begeistert und ich auch. Immer wieder kann ich nur darauf hinweisen, was für ein Glücksfall es für mich gewesen war, an Herrn Prof. JUH zu geraten. Wenn in Deutschland alle Ärzte ihre Patienten so liebevoll behandeln würden wie JUH, dann wären viele Krankheiten besser zu ertragen und eher zu heilen. Vielleicht könnte das auch eher zur vollständigen Genesung beitragen. JUH ist ein richtiger „PAUL". Paul heißt: Patientenarzt aus Liebe.
Ich war jetzt zum dritten Mal in der Eubios-Klinik. Sie war mir schon richtig zur zweiten Heimat geworden. Vom Pflegepersonal wurde ich wie ein alter Freund empfangen. Wäre ich im letzten Jahr dreimal in ein „normales" Krankenhaus gegangen, dann hätte man mich wieder als den Morbus-Hodgkin und nicht als den Norbert Kalthoff behandelt. Mit Sicherheit hätte man an mir wieder alle Untersuchungen angestellt, die beim Hodgkin gemacht werden sollen, wie: Sternalpunktion, Beckenkammpunktion, Leberpunktion, Knochenszintigraphie, Computertomografie, Lymphknoten-PE, etc. etc.
Ich glaube, ich wäre dann bestimmt schon tot-therapiert worden. Ich weiß nicht, ob ich das alles noch einmal über mich ergehen lassen könnte. Aber in Zukunft werde ich mit Sicherheit den angeordneten Untersuchungen kritischer gegenüberstehen; nicht

der Arzt hat anzuordnen, daß das und das gemacht werden soll, sondern ich will gefragt werden und als vollwertiger Gesprächspartner gelten und letztendlich auch entscheiden, ob ich die Untersuchungen machen lassen werde.
In der Abschlußuntersuchung wurde folgender Befund attestiert.
Stationärer Verlauf:
1. Komplikationslos
2. Der Patient fühlt sich leistungsfähig, hat keine Beschwerden.
Herr Kalthoff hat die Anwendungen gut vertragen.
Befund: Keine Veränderungen zum Aufnahmebefund, nämlich: Seit dem letzten Aufenthalt hier keine Veränderung. Der Patient fühlt sich sehr gut, hat keine Beschwerden von Seiten des Krebsids. 09/86 und 10/86 ist die Lunge geröntgt worden, d.h. die Lungenmetastasen sind nicht mehr zu sehen. Eine Sonographie des Bauchraumes war ohne pathologischen Befund.

Medikamentation:	Mistel Spritzen	subcutan
	Wobe-Mugos	Dg. 2 x 5
	Viscum 150	Dg. 3 x 2
	Silibene	Tabl. 3 x 2
	Magnesium	Tabl. 2 x 1
	Echinacintropfen	3 x 30

Schon bei der Abschlußuntersuchung machte ich mit dem Sekretariat einen Termin zur ambulanten Kontrolle aus.
Der Termin sollte am 09.04.87 stattfinden.
Ich konnte jetzt beruhigt wieder nach Hause fahren. Ich wußte ja auch, daß ich in ständiger Überwachung durch das Krankenhaus in Herdecke und bei meiner Ärztin stand.
Anfang Februar 87 mußte ich wieder nach Herdecke zur Verlaufskontrolle.
Ultraschalluntersuchung: o.B.
Thorax-Aufnahme: o.B.
Laborkontrolle: Alle Werte im Normalbereich, außer einer erhöhten alkalischen Phosphatase (208) und einer erhöhten Gamma-GT von 212.
Die Leberwerte sind schon seit der Diagnose des Morbus-Hodgkin erhöht. Enorm angestiegen waren sie während der Chemotherapie. Es sollte noch einige Jahre dauern, bis auch die Leberwerte wieder im Normalbereich lagen.
Am 09.04.87 stellte ich mich wieder am Chiemsee vor. Auch jetzt

konnte bei der ambulanten Untersuchung kein abnormer Befund diagnostiziert werden.
Es wurde mir angeraten, die Medikamentation wie bisher fortzuführen. Ein erneuter stationärer Aufenthalt für 2 Wochen im Spätsommer oder Herbst wurde empfohlen.

2.7 „Sonnenberg-Klinik" Bad Soden-Allendorf

Anfang Januar 1987 hatte ich bei der Arbeitsgemeinschaft zur Bekämpfung von Krebskrankheiten NW einen erneuten Kurantrag gestellt mit der Bitte, mir eine Kur in der Sonnenberg-Klinik in Bad Soden-Allendorf zu gewähren.
Meiner Bitte wurde entsprochen, und zum 10.05.87 wurde ich zum Kurantritt geladen.
Die Sonnenberg-Klinik war mir aus dem Fernsehen bekannt. In dieser Klinik wird annähernd naturgemäß behandelt. Die Aufnahmeuntersuchung in der Sonnenberg-Klinik war ohne wesentlichen Befund. Ich hatte das Glück, daß ich einen sehr freundlichen und verständnisvollen Stationsarzt zugeteilt bekam. Er war schon ein etwas älterer Herr, der mir fast schon eine etwas väterliche Zuneigung entgegenbrachte.
Die Klinik war auch sehr schön, und man konnte sich hier auch wohlfühlen. Ich vertrug die Anwendungen gut. Jetzt wurde ich auch sportlich gefordert. Sogar Aerobic machte ich mit. Sicherlich, es war sehr anstrengend, aber mit der Zeit wurde ich ehrgeiziger. Schon nach zwei Wochen schaffte ich mein Pensum.
Leider hatte ich vom Wetter her nicht viel Glück! In den vier Wochen regnete es sehr viel. Bei schönem Wetter hätte ich die Landschaft auch mehr genießen können. Spaziergänge an den schönen Tagen ließen mich aber gut erholt die Zeit verbringen.
Die klinischen Untersuchungen in der Sonnenberg-Klinik erga-

ben wieder keinen abnormen Befund. Alle freuten sich darüber. Mein Stationsarzt gab mir sogar seine Privatnummer und sagte seine Bereitschaft zu, wann immer ich das Bedürfnis hätte, wegen meiner Erkrankung Fragen zu stellen, könnte ich zurückrufen. Am 09.06.87 wurde ich dann wieder nach Hause entlassen.

2.8 Wieder in Felden am Chiemsee

Zu Hause angekommen, machte ich als erstes wieder einen Termin zur stationären Behandlung in der Eubios-Klinik. In diesem Sommer konnte ich auch meine Frau und meinen Hund mitnehmen. Cathy hatte im Mai 87 sechs Welpen bekommen, und eine Hündin – Biene – hatten wir behalten. Für die Zeit meines Aufenthaltes hatte meine Frau eine Ferienwohnung in der Nähe gemietet. Wir konnten jetzt die notwendige Behandlung mit einem gemeinsamen Urlaub verbinden. Es war schön, daß meine Frau mitgekommen war, es war aber auch mit mehr Streß verbunden, denn dadurch, daß wir uns ja auch sehen wollten, mußte ich oder meine Frau immer pendeln zwischen der Klinik und der Ferienwohnung. Nur kleinere gemeinsame Unternehmungen waren möglich, da mir immer irgendein Termin im Nacken saß. In der Klinik waren aus zeitlichen Gründen auch am Nachmittag noch Anwendungen möglich (Ozonbehandlung, Impfungen etc.). Wie immer vertrug ich die Anwendungen in der Klinik gut. Mittlerweile konnte man mir nicht mehr ansehen, daß ich diese heimtückische Krankheit einmal in mir gehabt hatte.
Alle Untersuchungen waren wieder o. B.
Langsam aber sicher konnte man wohl schon davon ausgehen, daß ich die Krankheit überstanden hatte.
Herr Prof. JUH war mit dem Krankheitsverlauf sehr zufrieden. Man machte mich aber darauf aufmerksam, daß ich immer wie-

der mit einem Rezidiv rechnen müsse. Noch einige Male werde ich eine Auffrischungstherapie bei Herrn Prof. JUH machen müssen. Es war mir aber egal, da ich lieber einige naturgemäße Behandlungen über mich ergehen lasse, als auch nur eine schulmedizinische Therapie. Die nächste stationäre Behandlung in der Eubios-Klinik war schon wieder terminiert.

Wie gut die Behandlung in der Eubios-Klinik ist und was man davon haben kann, möchte ich noch an einem Beispiel erwähnen. Eine Bekannte (Helga) von mir und ich hatten in der Klinik einen schwerkranken jungen Mann (Manfred) kennengelernt. Helga war der Meinung, daß es unsere Pflicht wäre, etwas für das Seelenleben dieses Mannes zu tun. Manfred war sieben Jahre zuvor ebenfalls an Morbus-Hodgkin erkrankt. Nachdem er medizinisch als geheilt galt, hatte er die Röntgenuntersuchungen geschludert. Zwei Jahre später war er wieder an Morbus-Hodgkin erkrankt und saß voller Metastasen. Eine Chemotherapie lehnte Manfred jetzt ab. Eigentlich konnte man schon fast erahnen, daß er keine Chance mehr hatte, wieder geheilt zu werden.

Als erstes versuchten wir, Manfred morgens zur Frühgymnastik mitzunehmen. Nach ein paar Tagen hatten wir ihn soweit, daß er wenigstens 1 km mitging. Von Tag zu Tag lebte er mehr auf. War er zu Beginn seines Aufenthaltes noch deprimiert, so konnte man ihn jetzt schon wieder lachen sehen. Endlich glaubte er auch wieder an seine Heilung. Er sagte uns, daß er die gesamte Atmosphäre als sehr angenehm empfinde und auch von der medizinischen Seite von JUH total begeistert sei.

Auch sonst war er jetzt viel gelöster und wollte viele Tips von uns. Eines Abends gingen wir dann mit unserer Clique in ein uriges bayerisches Gasthaus. Wir saßen draußen in der Sonne und hatten viel Spaß. An diesem Abend war Manfred nicht mehr wiederzuerkennen. Er war wie ausgewechselt, total lustig und unterhielt die gesamte Tischgesellschaft. Es war ein sehr schöner Abend, und Manfred lebte noch einmal richtig auf.

Einen Monat später ist er dann leider gestorben.

Seine Frau hat mir am Telefon aber mitgeteilt, daß er vom Aufenthalt in der Eubios-Klinik begeistert war, und daß er mit soviel Nächstenliebe nicht gerechnet hätte. Leider war er nur ein halbes Jahr zu spät in die Klinik gegangen.

Daß er sterben mußte, war wohl vorher schon klar. Leider konnte auch JUH nichts mehr bewirken. Aber immerhin hatte Manfred noch ein paar schöne Tage vor seinem Tod und wurde nicht mit Chemie vollgepumpt und nur noch apparativ am Leben gehalten.

3. Vom Umgang mit der Angst

Die ersten Wochen nach der Diagnosestellung waren sehr schlimm. Jeden Tag und jede Nacht habe ich über mich und darüber, wie es wohl weitergehen würde, nachgedacht. Todesängste habe ich mehrfach durchstehen müssen. Es ist aber, so glaube ich, auch gut, wenn man sich mit dem Tod auseinandersetzt. Manchmal glaube ich, daß ich vor dem Tod keine Angst mehr habe. Ich bin doch noch so jung und habe eigentlich das Leben noch vor mir! Die Behandlungen in der Eubios-Klinik haben mir sehr geholfen, viele meiner Ängste zu vergessen. Intensive Gespräche mit Prof. JUH und allen anderen mit meiner Krankengeschichte vertrauten Personen haben mir geholfen, wieder normal leben zu können.

Ich gehöre nicht zu den Menschen, die sich selbst beklagen und sagen: ,,Warum bin gerade ich an Krebs erkrankt?" Ich glaube sogar, daß ich dem Schicksal dankbar dafür sein kann. Durch meine Krankheit habe ich nämlich gelernt, in meinem Leben anderer Prioritäten zu setzen. Während ich vor meiner Erkrankung auf Karriere-machen und Repräsentation (Auto, Reisen, teure Kleidung) bedacht war, so habe ich endlich auch ein Auge für die Natur und meine Mitmenschen bekommen.

Heute kann ich durch den Wald gehen und Pflanzen und Tiere sehen, die ich ,,Esel" vorher nie gesehen habe. Ich kann mich über Kleinigkeiten freuen und scheu mich nicht, Gefühle zu zeigen.

In den letzten Jahren habe ich viele Menschen kennengelernt, die wie ich an Krebs erkrankt sind. Aus den Bekanntschaften sind teilweise auch tiefergreifende Freundschaften geworden. Schlimm ist es dann immer für mich, wenn jemand aus meinem Bekannten- oder Freundeskreis wieder ein Rezidiv bekommt oder gar sterben muß.

Ich schäme mich auch nicht, daß ich mich dazu bekenne, in den letzten Jahren schon einmal eine psychologische Behandlung mitgemacht zu haben. In Gruppen- und Einzelgesprächen habe ich gelernt, besser mit der Diagnose Krebs und den damit verbundenen Ängsten umzugehen.

Stirbt jemand aus meinem Bekanntenkreis, dann bin ich für einige Tage zu nichts mehr zu gebrauchen. Dann kann es auch passieren, daß ich in mir alle möglichen Symptome eines Rezidivs erkennen will.

Dank meiner Frau, meiner Familie und meinen Freunden komme ich immer wieder zu einer positiven Grundhaltung. Noch immer kommen mir manchmal Zweifel, ob ich auch alles richtig gemacht habe. Wenn ich aber sehe, daß andere, die sich normal behandeln ließen, zwischenzeitlich gestorben sind, dann bin ich überzeugt, den richtigen Weg gegangen zu sein.
Heute, vier Jahre nach der Diagnosestellung, lebe ich fast wie jeder Gesunde. Nein, ich glaube, mir geht es besser denn je! Mittlerweile plane ich auch schon wieder für längere Zeiträume. Ich setzte mir immer wieder irgendwelche Ziele.
Ich kann mich noch genau erinnern. Als ich im Krankenhaus chemotherapeutisch behandelt wurde, habe ich mich entschlossen, wenn es mir so eben wieder besser gehen sollte, mit meiner Frau eine Fernreise zu machen. Da wir beide begeisterte Naturliebhaber (und -schützer) sind, wollten wir gerne mit dem Camper durch British-Columbien in Kanada und zum Abschluß einen Badeurlaub auf Hawaii machen. Obwohl es mir sehr schlecht ging und niemand wußte, wie es weitergehen würde, haben wir diesen Urlaub für zwei Jahre später schon gebucht und ausführlich geplant.
Wir haben uns so sehr auf diesen Urlaub gefreut, daß ich all meine Kraft darangesetzt habe, wieder gesund zu werden. Die zwei Jahre bis zu unserer großen Reise sind dann sehr schnell vergangen. Als wir in Amsterdam auf dem Flughafen die Maschine nach Kanada bestiegen, habe ich mich riesig gefreut und mich fast schon gefragt, ob ich nicht träume. Dieser Urlaub und die Vorfreude, das Ausarbeiten der Reiseroute und alles damit Verbundene war so überwältigend für mich, daß ich mir denke, daß es sich gelohnt hat, dieses Ziel zu setzen. Es zeigt auch, daß man selbst als Schwerkranker ruhig Pläne haben sollte. Das hilft nämlich auch, die Krankheit besser zu bewältigen. Ich finde es überhaupt nicht gut, wenn man sich aufgibt. Wie viele Menschen gibt es aber schon, die im Alter von gerade 60 oder 65 gesund sind, aber nicht mehr für die Zukunft planen und eher schon an den Tod denken!
Zusammengefaßt kann ich nur sagen, daß ich immer noch Ängste habe, aber die Abstände, in denen sich diese Ängste wiederholen, werden immer länger.
Sollte es einmal kommen, daß ich erneut erkranken oder gar

sterben müßte, dann bin ich gut darauf vorbereitet. Ich habe trotz allem bisher ein sehr schönes und erfülltes Leben gehabt und danke für jeden Tag, den ich leben darf.

Zwischenzeitlich ist meine Psyche soweit gestärkt, daß ich ohne Schwierigkeiten über meine Krankheit sprechen kann. Schon seit einigen Jahren werde ich auch von vielen ebenfalls an Krebs erkrankten Personen angerufen oder auch persönlich besucht.

In meinem Bekanntenkreis hat es sich herumgesprochen, daß ich immer bemüht bin, auch anderen mit Rat und Tat zur Seite zu stehen. Manchmal wird mir aber dieses Engagement zuviel, und ich ziehe mich ein wenig zurück. Bei allen meinen Ratschlägen und Informationen habe ich aber nie versucht, die eine oder andere Behandlungsform zu verteufeln oder zu verherrlichen, sondern habe immer darauf hingewiesen, daß ich kein Mediziner bin und daß ich nur gute Ergebnisse mit der Alternativmedizin erzielt habe.

Ich glaube, wir Krebskranke müssen nur noch wenige Jahre warten, bis man eine Medizin gegen den Krebs gefunden hat. Beim Hodgkin können ja jetzt schon fast 80% der Erkrankten geheilt werden. Meine Hoffnung bleibt die Naturheilkunde. Durch Stärkung der körpereigenen Abwehr (Immunkräfte) wird man – so glaube ich – eventuell die Geißel der Menschheit erfolgreich behandeln können. Aber eine weitere wichtige Voraussetzung wird sein, daß jeder Krebskranke nicht nur medizinisch behandelt wird, sondern daß er auch seine Lebensgewohnheiten ändern und aktiv an seiner Gesundheit mitwirken wird. Dazu jedoch mehr im nächsten Kapitel.

4. Ernährungs- und Gewohnheitsumstellung

Wie schon zuvor beschrieben, hatte schon während der Chemotherapie bei mir ein Umdenkprozeß stattgefunden. Ich hatte versucht zu ergründen, woran es wohl gelegen haben könnte, daß ich an Krebs erkrankt bin.
Ich muß zugeben, daß ich schon immer den ,,schönen Dingen des Lebens" zugetan war. Ich habe mit 15 Jahren angefangen zu rauchen (mit 27 wieder abgewöhnt), mit 16 etwa habe ich gemerkt, daß mir auch ein Bier sehr gut schmeckte, ja und beim Essen habe ich auch nie auf Kalorien geachtet. So kam es, daß ich mit ca. 20 Jahren etwa 15 kg Übergewicht mit mir herumschleppte.
Zwischendurch habe ich immer wieder einige Abmagerungskuren gemacht, was meiner Gesundheit mit Sicherheit auch nicht gut getan haben wird. Wenn ich mal wieder 10 kg abgenommen hatte, dann dauerte es nicht lange und sie waren wieder drauf. Pommes frites und Currywurst, Bier, Weißbrot, jede Menge Fleisch und so gut wie keine Ballaststoffe. Obst und Gemüse mochte ich nicht.
Fünfmal in der Woche Kantinenessen und zwischendurch die ,,kleinen Leckerchen" haben mich bald wieder rund werden lassen. Wie schon zuvor erwähnt, hätte ich mir nie ein Mittagessen ohne Fleisch vorstellen können. Die Butterbrote mußten auch gut mit Wurst, Käse oder schwarzgeräuchertem Schinken belegt sein. Zeit zum Essen wurde sich nie genommen, und als ,,Nachspeise" wurde sich eine Zigarette angesteckt. Im nachhinein brauchte ich mich nicht zu wundern, daß ich krank geworden bin.
Jetzt befand ich mich in der Klinik und dachte also über meine Eß- und Lebensgewohnheiten nach.
Mir war es unverständlich, daß man auch in der Klinik mit Schweinefleisch ,,gemästet" wurde. Ich finde, die Klinikbetreiber sollten sich einmal Gedanken machen, ob es nicht sinnvoller wäre, täglich 5,-- DM mehr für die Ernährung einzuplanen und dafür zum Beispiel bei der Medikamentation diesen Betrag wieder einzusparen, auch kann bei der Diagnostik ein großer Batzen Geld eingespart werden, denn nicht jede Untersuchung im Krankenhaus scheint meines Erachtens unbedingt erforderlich zu sein.
Nachdem ich jetzt beschlossen hatte, mich alternativ behandeln zu lassen, wurde ich in der Eubios-Klinik erstmals mit der

„biologischen Vollwertkost" vertraut gemacht. Ich gebe zu, daß mir die Umstellung von der „normalen" Ernährung zur Vollwertkost zunächst schwergefallen ist.
Täglich Müsli, Obst, Gemüse und viel Salat, das kannte ich vorher überhaupt nicht. Die ersten Tage trauerte ich immer noch meinem Stück Fleisch nach. Jetzt im nachhinein muß ich sagen, daß die Vollwertkost in der Eubios-Klinik vorzüglich schmeckte und von bester Qualität war.
Wurde ich bei meinem ersten Aufenthalt in der Klinik gefragt, wie mir denn das Essen geschmeckt habe, so mußte ich mit einer Antwort immer ausweichen, denn ich wollte mir nicht eingestehen, daß diese Art der Ernährung optimal war.
Im Laufe der Wochen habe ich mich aber daran gewöhnt und immer mehr Gefallen daran gefunden. Noch in der Klinik besorgte ich mir zwei Kochbücher über Vollwertküche und nahm sie mit nach Hause. Meine Frau war sofort bereit, auch ihre Ernährung auf Vollwertkost umzustellen. Als nächstes kauften wir uns eine Getreidemühle.
Dann haben wir angefangen, uns jeden Morgen ein Frischkornmüsli zuzubereiten. Auch das Brot wurde von jetzt an selbst gebacken. Nicht Weißbrot, sondern Vollkornbrot gab es zum Frühstück. Anfangs haben wir am Wochenende noch Fleischgerichte gegessen. Aber schon nach einigen Wochen waren wir der Meinung, daß wir auch am Wochenende darauf verzichten könnten. Heute ist es so, daß wir Fleischgerichte nur noch schwer vertragen können. Wenn wir schon mal essen gehen, dann gibts auch mal Fleisch. Es kommt auch vor, daß wir auf irgend etwas Appetit haben – zum Beispiel Grünkohl mit Speck – dann haben wir auch keine Hemmungen, dieses Gericht zu essen. Insgesamt gesehen essen wir aber ausschließlich fleischlos.
Vor meiner Erkrankung habe ich sehr viel Süßigkeiten gegessen. Auch hier habe ich mich sehr eingeschränkt. Anfangs hatte ich Süßigkeiten vollends von meinem Speiseplan gestrichen. Jetzt kommt es schon mal vor, daß ich ein Stück Schokolade oder eine Praline esse. Industriezucker ist aber aus unserer Küche verbannt. Alles, was wir süßen, wird nur mit Ahornsirup, Honig oder Birnendicksaft versehen.
Unser Gemüse und unsere Salate kaufen wir bei einem Biobauern. Dafür müssen wir jedesmal 50 km mit dem Auto fahren.

Aber das ist es uns wert. Teilweise haben wir auch Gemüse in unserem Garten. Auch bei der Landbestellung achten wir darauf, daß keine chemischen Düngemittel auf unser Land kommen. Alles wird nur noch organisch-biologisch gedüngt.
Im Laufe der Zeit wurden wir immer konsequenter. Immer versuchten wir, unser Leben mehr auf eine naturgemäße Weise umzustellen und die Umwelt so wenig wie möglich zu belasten. Haushaltsreiniger, WC-Reiniger, chemische Reiniger etc. sind bei uns nicht mehr zu sehen. Die Waschmittel sind nur noch minimal berechnet. Weichspüler – was ist das? Unser Auto hat einen geregelten Katalysator. Wann immer wir das Auto in der Garage lassen können, bleibt es auch dort. Kurze Strecken werden mit dem Fahrrad zurückgelegt.
Ich bin der Meinung, daß man die naturgemäße Lebensweise nur total konsequent durchführen kann und anderen auch vorleben muß. Teilweise ist man aber auch nicht frei von Ausnahmen.
Ich schreibe diese Zeilen, weil ich davon überzeugt bin, daß auch dieses Umdenken dazu beigetragen hat, daß ich fast wieder gesund bin. Wann immer es mir möglich ist, versuche ich auch, meine Mitmenschen zum Nachdenken über ihre Lebensgewohnheiten zu bringen. Jeder sollte ein wenig Verantwortung tragen für unsere ,,schöne Erde". Leider versuchen die Multis nach wie vor aus unseren Weltmeeren eine Kloake zu machen. Geht man in die Nordsee zum Baden, dann kommt man chemisch rein wieder raus. Wenn die Menschen weiterhin so gedankenlos mit der Natur umgehen, dann ist es nicht mehr lange hin, bis der Mensch sich selbst vernichtet hat.
Viele Naturschutz-, Umweltschutz und naturgemäß medizinisch tätigwerdende Institutionen werden zwischenzeitlich von uns finanziell unterstützt. Wenn auch nur im Rahmen des normalen Mitgliederbeitrages, so ist es wenigstens ein Signal, das wir setzen wollen.
Zum Abschluß dieses Kapitels will ich aber auch noch darauf hinweisen, daß ich kein Asket geworden bin. Ich esse immer noch sehr gerne – nur anders und von bester Qualität. Auch ein Bier gehört ab und zu noch zu meinen Lieblingsgetränken. Ich will auch nicht versuchen, alle zu bekehren, ich will nur, daß sich jeder seine Gedanken zu den Eß- und Lebensgewohnheiten macht und mit der Natur nicht so achtlos umgeht.

5. Sport in der Krebsnachsorge

Schon einige Jahre vor meiner Erkrankung war ich mit dem Sport verbunden. Viele Jahre war ich Schiedsrichter beim Fußballsport. Diese sportliche Betätigung hat mir immer sehr viel Spaß gemacht. Nicht nur die sportliche, sondern auch die kameradschaftliche Seite war ausschlaggebend, daß ich so viele Jahre Schiedsrichter war. Leider konnte ich nach der Therapie diesen Sport nicht mehr ausüben, da ich nicht mehr über genügend Kondition verfügte, weil meine Lungenfunktion eingeschränkt war. Aber das sollte mich nicht daran hindern, auch in Zukunft weiter Sport zu treiben. Schon während meiner Nachsorgekuren wurde ich dahingehend motiviert, wieder aktiv Sport zu treiben. Jetzt kam aber das größte Problem. In meinem Wohnort gab es keinen Sportverein, in dem ,,Sport in der Krebsnachsorge" für Männer angeboten wurde.

Jetzt war guter Rat teuer. Auf der einen Seite war die Motivation vorhanden, aber auf der anderen Seite waren keine Möglichkeiten gegeben. In einem normalen Sportverein hätte ich keine Chance gehabt, eine einigermaßen dem Alter entsprechende sportliche Leistung zu vollbringen. Zum Gespött der anderen wollte ich aber auch nicht an einem normalen Sportangebot teilnehmen. Bei dieser Gelegenheit fiel mir ein, daß ich ja schon einige Jahre zuvor die Übungsleiterlizenz des LSB (Landessportbundes) erworben hatte, ohne bisher eine Übungsleiterfunktion ausgeübt zu haben, warum sollte ich mich also nicht selbst darum bemühen, eine entsprechende Sportgruppe zu gründen? Ich richtete eine Anfrage an den Stadtsportbund Oberhausen und bot meine Mitarbeit an. Die erste Hürde, die jetzt zu überwinden war, sollte die Speziallizenz ,,Sport in der Krebsnachsorge" werden. Ohne besondere Lizenz durfte ich eine entsprechende Gruppe nicht führen. Grundsätzlich wäre aber angeblich von Seiten des SSB Oberhausen Interesse an meiner Mitarbeit vorhanden. Eine Woche später bewarb ich mich beim Landessportbund um den Erhalt einer entsprechenden Zusatzqualifikation.

Schon drei Monate später und nach mehreren Wochenenden in der Sportschule erwarb ich die Sonderlizenz ,,Sport in der Krebsnachsorge".

Hatte ich vorher noch damit gerechnet, daß ich jetzt sofort entsprechend mit krebskranken Männern arbeiten könnte, hatte ich

1. nicht die Bürokratie in Deutschland bedacht und
2. nicht mit dem Desinteresse der Männer für Sportangebote in der Krebsnachsorge gerechnet.

Auf einmal wollte der Stadtsportlehrer der Stadt Oberhausen kein Engagement mehr zeigen. Plötzlich war zwar Interesse vorhanden, aber angeblich keine räumliche Möglichkeit. Wenn ich mich aber selbst um eine Sporthalle bemühen würde, dann könnte man mir mit Rat und Tat zur Seite stehen.
Jetzt rief ich alle mir bekannten Sporthallen in der Nähe an, und schon bald wurde ich fündig. Hatte ich jetzt gedacht, ich könnte endlich daran gehen, für Werbematerial zu sorgen, so sah ich mich getäuscht. Jetzt hatte der SSB oder der Stadtsportlehrer der Stadt Oberhausen Bedenken, daß die von mir ausgesuchte Sporthalle nicht den Anforderungen gerecht würde, da sie nicht über geeignete Naßräume verfügte. Jetzt hatte ich auf gut deutsch „die Schnauze voll!". Ich glaubte, man wollte mich „verkohlen". Das ganze Interesse war nur gespielt. Also war ich wieder einmal selbst gefordert. Jetzt ging ich mehr oder weniger hausieren. Ich suchte einen Verein, der ein entsprechendes Sportangebot in sein Angebot aufnehmen wollte.
Nach zwei Wochen war ich endlich fündig geworden. Der größte Oberhausener Verein war sehr an meiner Mitarbeit interessiert. Nach einigen persönlichen Rücksprachen hatte ich endlich einen definitiven Termin, wann ich eine Hallenstunde bekommen und mit dem Training beginnen könne.
Ich dachte, daß ich jetzt bald eine große Gruppe führen könnte. Die Zeitungen wurden über das Sportangebot informiert, in den Apotheken, Reformhäusern und auch in zahlreichen Arztpraxen wurden Plakate ausgehängt. Ich wartete auf „Hunderte" von Anrufen. Die Reaktion war aber eher frustrierend. Tatsächlich, ein einziger Mann meldete sich. Ich war trotzdem glücklich und hatte die nächsten Wochen für diesen einzigen Teilnehmer die Sportstunden ausgearbeitet und auch ausgeführt. Dieser Teilnehmer blieb meiner Sportgruppe auch bis heute treu. Rolf muß ich auch herzlich dafür danken, denn ich war ja Anfänger als Übungsleiter und habe mein gesamtes Wissen der sportlichen Möglichkeiten eines Krebskranken in den Stundenablauf eingebracht. Mittlerweile sind wir zu dritt. Unsere Sportgruppe ist in sich gewachsen. Oft genug kommt es vor, daß wir uns auch

über persönliche Probleme unterhalten. Tabus gibt es nicht. Ich bin überaus zufrieden. Zwischendurch habe ich immer wieder versucht, durch Zeitungsinserate oder durch Kontakte zum Oberhausener onkologischen Arbeitskreis – Prof. Kindler – den einen oder anderen Teilnehmer hinzuzubekommen, aber bisher ohne jeden Erfolg. Bei dieser Gelegenheit möchte ich aber auch erwähnen, daß ich zum Schulmediziner, Herrn Prof. Dr. Kindler – Chefarzt im Krankenhaus – einen sehr guten Kontakt habe. Wann immer ich Fragen habe oder irgend etwas benötige, konnte ich mich jederzeit vertrauensvoll an ihn wenden. Ich habe mehrfach versucht, zu ergründen, woran es wohl liegen könnte, daß die Männer ein entsprechenden Angebot nicht annehmen wollen, denn bei Frauengruppen gibt es keine Schwierigkeiten, die Kurse sind immer gut belegt.

Ich glaube, es liegt daran, daß die Männer sich nicht genügend mit ihrer Krankheit auseinandersetzen wollen. Sie glauben, daß sie, da sie zwischenzeitlich ja schon operiert bzw. therapiert sind, keine Hilfe von draußen mehr benötigen. Dieses haben mir meine zwei Teilnehmer ebenfalls bestätigt. Ich werde aber auch in Zukunft nicht ruhen und immer wieder versuchen, wenigstens 10 Männer in meine Gruppe zu bekommen. Uns macht es sehr viel Spaß, gemeinsam Sport zu treiben. Zwischenzeitlich konnte ich schon erste Erfolge bei den Teilnehmern feststellen.

Die Beweglichkeit und Kondition ist um einiges besser geworden. Großen Wert lege ich auf die Atemgymnastik und Entspannungsübungen. Alle paar Wochen versuche ich, meinen Teilnehmern die Entspannungsübungen nach Simonton bzw. Dr. Dahlke näherzubringen. Außerdem werden Spiele gemacht, und man kann mit Sicherheit nicht mehr feststellen, daß wir eine Sportgruppe in einer Krebsnachsorge sind.

Auch die kameradschaftliche Seite kommt nicht zu kurz. Nach jeder Übungsstunde treffen wir uns noch zum Stundenabschluß und zum „Klönen" in einer Gastwirtschaft. Meine Teilnehmer haben inzwischen von sich aus eine Fahrt übers Wochenende geplant, oder man trifft sich gemeinsam mit den Ehefrauen in einer Gastwirtschaft. Ich freue mich, daß dieses Sportangebot so gut ankommt, wenn auch nur mit zwei Teilnehmern. Ich denke, daß wir in den nächsten 12 Monaten noch auf eine Teilnehmerzahl von 10 kommen können. Ich glaube, daß auch ich ein wenig

Egoist bin, denn für mich ist dieses sportliche Angebot auch eine Art von Selbstbestätigung, und da ich als Übungsleiter auch selbst aktiv mitmache, ist es auch meiner Gesundheit sehr zum Nutzen.

Fazit: Wann immer und wo immer jemand die Möglichkeit haben sollte, an einer entsprechenden Übungsstunde teilnehmen zu können, sollte er das Angebot annehmen.

Sport ist meiner Meinung nach die beste Methode, seine Leiden und Beschwerden zu vergessen. Man hat die Möglichkeit, eine Milderung der Therapiefolgen zu erzielen. Die allgemeine körperliche Leistungsfähigkeit und ein stärkeres Körperbewußtsein können gefördert werden.

Für die Krankheitsverarbeitung im emotionalen Bereich spielt das Bewegungsangebot ebenfalls eine große Rolle. Es kann dazu beitragen, die psychosozialen Belastungen abzubauen. Durch die Mobilisierung der körperlichen, aber besonders der psychischen Kräfte kann sich das Selbstwertgefühl des sporttreibenden Patienten stabilisieren und sich ein allgemeines körperliches und seelisches Wohlbefinden einstellen.

6. Schlußwort

Ich möchte mit diesen Ausführungen niemandem schaden, ich möchte nur meine Erfahrungen weitergeben. Vielleicht bin ich zu euphorisch, aber der, der in der gleichen Situation gewesen ist, wird mich mit Sicherheit verstehen können.
Jetzt, fünf Jahre später, habe ich schon ein wenig Abstand zu meiner Krebskrankheit gewinnen können. Nach wie vor denke ich, daß ich es immer wieder so machen würde. Ich weiß aber auch, daß, sofern eine erneute Therapie erforderlich würde, ich in Bedrängnis geraten würde, aber wohl auch eine erneute Chemotherapie nicht ablehnen würde.
Versuchen Sie immer abzuwägen, was für Sie am günstigsten ist.
Ich wünsche mir und allen Krebskranken, daß wir geheilt werden können.